AF463489

SOMMAIRE

SUR

LA TOPOGRAPHIE

PHYSIQUE ET MÉDICALE DE LA CITADELLE DE
LA VILLE DE PERPIGNAN,

DÉPARTEMENT DES PYRÉNÉES-ORIENTALES.

SOMMAIRE

SUR LA

TOPOGRAPHIE

PHYSIQUE ET MÉDICALE DE LA CITADELLE DE LA VILLE DE PERPIGNAN,

DÉPARTEMENT DES PYRÉNÉES-ORIENTALES.

PAR

P. N. A. Chéron,

BREVETÉ,

CHIRURGIEN-AIDE-MAJOR AU 43e RÉGIMENT D'INFANTERIE DE LIGNE, *etc.*

Multùm adhùc restat operis, multùmque restabit, nec ulli nato post mille secula præcludetur occasio aliquid adjiciendi.

SENECA.

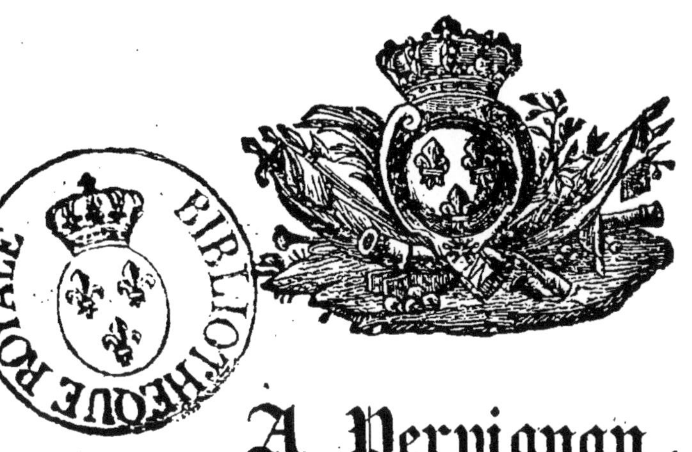

A Perpignan,

CHEZ J. ALZINE, IMPRIMEUR DU ROI.

1828.

A Monsieur

Le Vicomte D'ARNAULD, Maréchal-des-Camps et Armées du ROI, Commandant la 3.e Subdivision (Département des Pyrénées-Orientales), de la 10.e Division militaire, Grand Officier de l'ordre royal et militaire de la Légion d'Honneur, chevalier de ceux de Saint-Louis, de la Couronne de Fer, *etc.*

Témoignage de Reconnaissance.

P. N. A. Chéron.

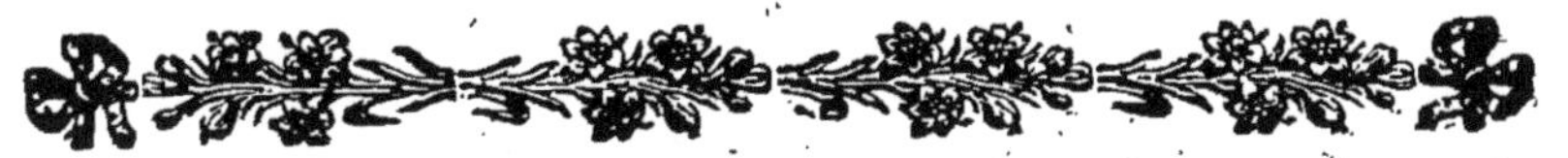

SOMMAIRE

SUR

LA TOPOGRAPHIE

PHYSIQUE ET MÉDICALE DE LA CITADELLE DE LA VILLE DE PERPIGNAN,

DÉPARTEMENT DES PYRÉNÉES-ORIENTALES.

La Citadelle de Perpignan, située au Sud de la ville, est bâtie sur un monticule borné par des fortifications régulières qui tiennent à celles de la place. Rien n'est plus pittoresque que ce qui termine son horizon. Après la vue des campagnes artistement cultivées, la méditerranée se découvre en entier à l'Est. Des villages, ports maritimes, des salines, *etc.*, se remarquent près de son rivage; de même que des vestiges, encore bien conservés, de constructions civiles ou militaires anciennes. La chaîne très-curieuse des Pyrénées, s'élève majestueusement au Sud-

est. Elle s'étend au Sud, à l'Ouest et au Nor-
est, pour clôre un vaste demi-cercle, au cent
duquel se trouve la ville de Perpignan. L'aspe
de quelques unes des montagnes : le Canigo
couvert de neiges éternelles, rompt la monoton
que l'aspérité des autres présente.

La Citadelle se trouve particulièrement exposée à l'action des vents de l'Est, et du Sud-est
qui dans les chaleurs sont tempérés par celu
de la mer. Le vent Nord-ouest, est toujours sec
chaud en été, froid en hiver; il amène peu d
vapeurs, tandis que les vents d'Est et Sud-est, tou
jours humides, et de plus, frais en été et chaud
en hiver, ramassent et balaient toutes les vapeur
qui s'élèvent de la surface des eaux de la me
exposée à l'action des rayons du soleil. Le
hivers y sont doux; la neige et la glace y son
rares, les pluies et les brouillards fréquens
mais passagers. Les chaleurs y sont fortes. Le
thermomètre de Réaumur, marque rarement
dans l'hiver un degré au dessous de zéro, comme
24 au 26 au dessus dans l'été. (M. Jalabert).

La Citadelle est bâtie sur un roc calcaire,

couvert de déblais et de terres rapportées. Aussi devient-il peu facile de spécifier quelles sont les ressources que peut offrir son sol profond, sous les rapports hygiénique et thérapeutique. Ses eaux nous fourniront quelques données à cet égard.

L'histoire naturelle médicale de cette importante localité militaire, peut fournir des ressources inattendues à l'officier de santé militaire; et son invèstigation à cet égard sera suivie de succès. Le règne animal, lui en offre parmi les *passereaux*, les *gallinacées*, les *sauriens*, les *mollusques testacés univalves*, les *annélides*, les *insectes aptères*, *hemiptères*, *coléoptères*, *lépidoptères* et *hyménoptères*. Le règne végétal, fournit une grande partie des plantes qui croissent sous le rayon de Perpignan, par conséquent des Pyrénées. On y remarque particulièrement, le *smyrnium olusastrum*, *l'acanthus mollis*, le *capparis spinosa*. (Observation de MM. Guirault et Toussaints, officiers au 43.e).

Les eaux potables de la Citadelle, sont celles des citernes et des puits. Elles sont dures et fatiguent l'estomac. Elles doivent être réservée pour des cas urgens. Bouillies, elles perdent d leurs qualités premières, et n'occasionnent pa de diarrhées. On doit ici préférer les eaux de citernes à celles des puits.

La Citadelle, a la forme d'un carré allong de l'Est à l'Ouest. On peut la diviser en caserne et en donjon. Les casernes sont les bâtimens qu s'offrent à la vue après avoir passé les ponts e les portes qui conduisent à la cour, en parti encombrée de matériaux. La *Caserne neuve*, es située à l'Est. Une faible partie est habitée pa le Lieutenant de Roi ; les autres localités, tro peu aérées, n'étant exposées qu'à une seul ventilation, sont occupées par la troupe de ligne leurs cuisines, et ceux à demeure, tel que l cantinier royal. La caserne dite d'*Andalousie* est située au Sud. Une galerie règne à chaqu étage. Elle est aérée du Nord au Sud. L'artilleri l'occupe particulièrement. Non loin de ce bâti ment, sont des casemates inhabitées. A l'Ouest est le pavillon dit *des Officiers*. Sa constructio est la même que celle de la caserne d'*Anda lousie.* La ventilation n'y est pas double ; aussi les localités qu'il contient, offrent-elles de grands et graves inconvéniens, auxquels, sous les rapports hygiéniques, on devrait remédier, par des ventilateurs opposés, *etc.* La plupart des logemens du rez-de-chaussée et des combles, n'ont qu'une seule pièce; les derniers sont cependant aérés à l'Ouest. Ceux de l'étage intermédiaire, sont composés de deux pièces exposées à l'action seule du vent de l'Est.

Au nord on observe les prisons, dont une partie du rez-de-chaussée sert de corps de garde, auquel tient un trop modeste logement pour l'officier. Les cachots sont au rez-de-chaussée du côté opposé au corps de garde. Les salles de police sont au dessus. Une double ouverture pour les aérer serait à désirer. Entre ces localités et le pavillon dit des *Officiers*, est la salle de police des sous-officiers. On doit la considérer sous tous les rapports plus malsaine que celle des soldats.

A l'Ouest, le donjon de forme carrée, est la seconde partie de la Citadelle : plus ancienne que la première, elle laisse encore voir des trac de son origine. A l'Est, l'Eglise, monument asse curieux, sert de magasin à l'artillerie; de mêm au Sud, les anciens bâtimens royaux; ceux l'Ouest et à l'Est, servent de magasins à la troup casernée.

Les latrines, toutes construites comme dans l plupart des places de guerre, offrent les même inconvéniens.

Les corps de garde entre les remparts ont le défauts de la plupart de tous, celui de laisse trop enfermés ceux qui sont appelés à y habite momentanément et à être exposés ensuite subi tement à l'intempérie.

Les environs de la Citadelle, c'est-à-dire, le fortifications, celles du côté de la ville, offrent l sujet de plus d'une réflexion hygiénique. Elle sont non-seulement le réceptacle des égouts, de immondices, *etc.*, mais elles sont hantées par le individus de tout sexe du voisinage, qui le considèrent comme leurs latrines.

Il conviendrait, pour que des effluves malsain ne vinssent pas compromettre la salubrité, qu des mesures fussent prises à cet égard, et qu'on perfectionnât aussi la vicieuse construction des latrines.

D'après cet exposé très-sommaire sur la Citadelle de Perpignan, il convient cependant d'examiner les maladies qui s'y observent le plus fréquemment. Toutes en partie ont les résultats les plus avantageux. Parmi les maladies du tissu cutané, on remarque : l'érysipèle, le pemphygus, les phlyctènes produites par la piqûre de quelques insectes; la psydracie, la gâle, les dartres. Les maladies du tissu cellulaire sous-cutané, sont le phlegmon, le furoncle, le panaris, les engelures. Les maladies des tissus glandulaires sont : l'amygdalite, et le bubon sympathique. Les maladies des viscères, des rameaux artériels, sont presque nulles; l'épistaxis serait la seule à signaler. Les affections des tissus musculaires et fibreux, s'observent quelquefois. Elles ont en partie pour causes, les localités humides que quelques-uns occupent, *etc.* Les maladies des tissus muqueux sont les plus nombreuses; aussi l'ophthalmie, le coryza, l'otite, la gingivite, les aphthes, l'angine, la bronchite, la gastr entérite, la colite et la blennorrhagie y sont-ell communes et fréquentes. Les maladies des tiss séreux, sont la pleurésie. Celles des tissus pare chymateux sont rares; quoique l'apoplexie, l'h patite et la néphrite soient observées.

Des maladies qui attaquent tous les tissus, syphilis est la plus commune. Les névrose sont celles désignées sous les noms de céphala gie, d'odontalgie et d'otalgie. La nostalgie ne s observe pas. Les maladies du domaine de la ch rurgie sont celles ordinaires. Aucune des mal dies endémiques ne mérite le sujet d'une ol servation particulière. La plupart traitées m thodiquement, guérissent. Celles symptômatiqu d'altérations organiques exigent des traiteme que l'on peut faire suivre ici. Je veux parler celles qui prennent le type intermittent et cèdent qu'aux moyens empiriques (au sulfate quinine.)

Sous l'influence du climat de la Citadelle, Vaccine réussit bien. On y observe cependar que quelques-uns déjà couverts de cicatrices de vaccine sont atteints de variole-bénigne.

Je termine ce sommaire par une réflexion relative au service de santé des localités militaires closes et isolées. La plupart, manque d'officiers de santé, et l'intérêt sanitaire de ceux à qui ces postes sont confiés l'exige; car ce n'est pas au milieu des chances de la guerre qu'il convient d'y pourvoir, parce qu'il faut que celui appelé à donner ses soins, connaisse le pays où il doit exercer son art.

FIN.

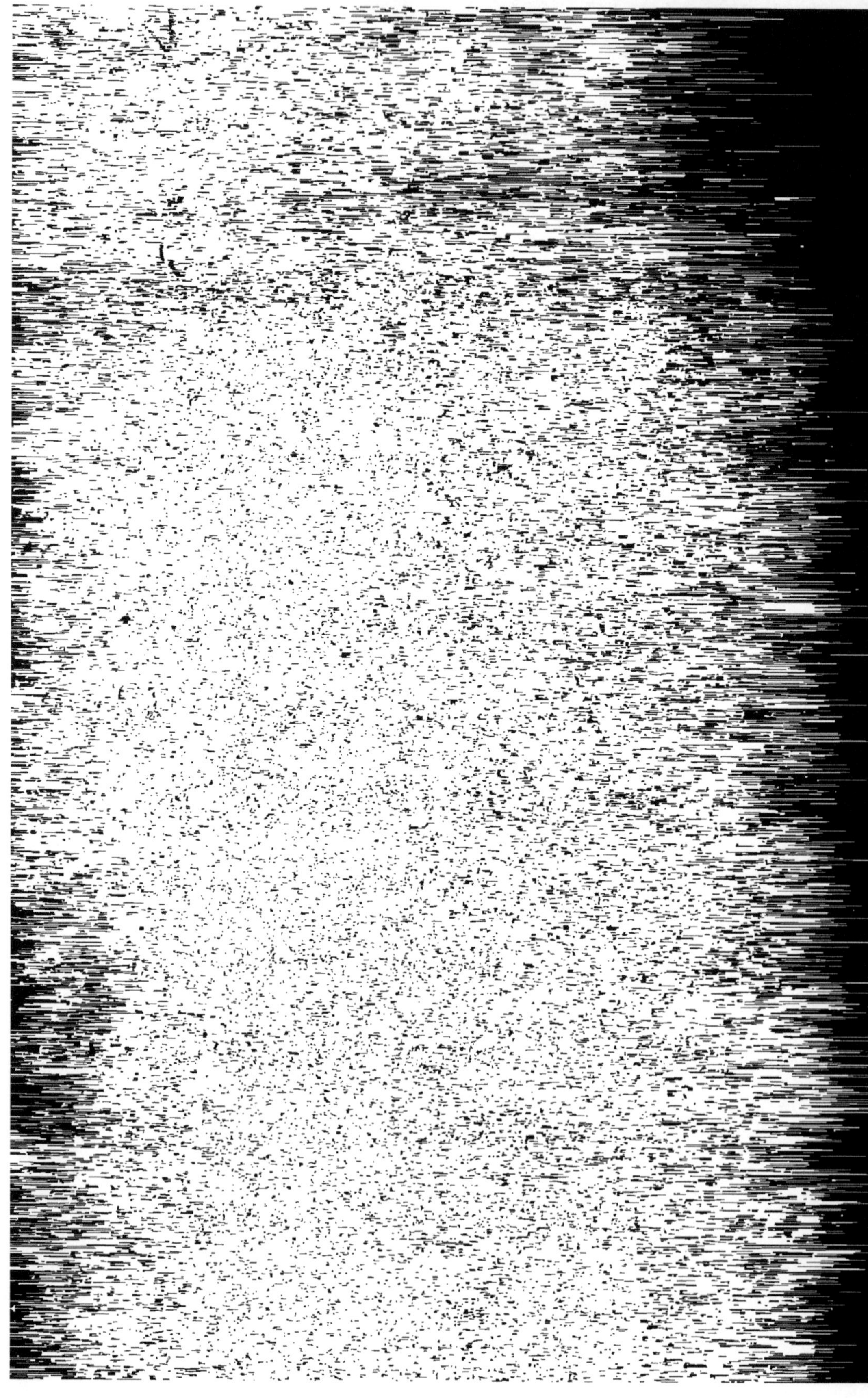